CONSIDÉRATIONS NOUVELLES

SUR

L'ÉLECTRICITÉ

ET

SES EFFETS EN THÉRAPEUTIQUE

PARTICULIÈREMENT

DES BAINS ÉLECTRO-CHIMIQUES

DE

VERGNES

Inventeur, Professeur de « *natural philosophy* » à New-York.

PARIS

IMPRIMERIE DE L. GUÉRIN, 26, RUE DU PETIT-CARREAU.

—

1869

CONSIDÉRATIONS NOUVELLES

SUR

L'ÉLECTRICITÉ ET SES EFFETS

EN THÉRAPEUTIQUE

PARTICULIÈREMENT DES BAINS ÉLECTRO-CHIMIQUES

L'espace infini et la matière qui le remplit entièrement, se conçoivent partout de la même manière. Il n'y a de différence entre eux que celle-ci : l'un nous donne l'idée du repos absolu ; tandis que l'autre nous donne l'idée de mouvement. L'un et l'autre sont mesurables, mais le second est inerte ; c'est-à-dire qu'il ne peut changer son état de mouvemement sans l'interférence d'une force étrangère, et pour comprendre correctement les effets de cette matière sur nos sens, nous devons bien être en garde de lui attribuer aucune qualité par elle-même. Ces qualités apparentes dérivent toutes de sa divisibilité, de ses formes et de ses mouvements variés.

Il y a donc, à bien comprendre, deux parties distinctes : la division de la matière et son mouvement. J'espère que ceux qui me liront attentivement, non-seulement ne contesteront plus les effets thérapeutiques que je peux produire avec mes bains, mais encore ils recueilleront dans cette lecture des connaissances en électricité qu'ils ne trouveront nulle part ailleurs.

De la division de la matière.

Il est admis généralement que la matière existe partout, et que le vide n'est nulle part. Et, sans m'étendre sur les différentes preuves, que notre célèbre Descartes en a données, il est cependant nécessaire de faire comprendre de quelle manière la matière en mouvement n'occupe pas plus de place que la matière au repos. En effet, si dans un bloc de matière nous concevons une sphère par exemple, nous pourrons comprendre également que cette sphère puisse tourner sur son centre, sans occuper plus de place qu'à l'état de repos. Dans cette sphère, nous en pourrons concevoir une infinité d'autres qui tourneraient dans des sens différents ; et, tous ces mouvements compliqués, s'imagi-

neront de même sans augmentation d'espace. On pourra de même concevoir des mouvements paraboliques, elliptiques et hyperboliques, en un mot, le mouvement de tout corps
renfermé dans la rotation de courbes régulières par rapport à un axe en ligne droite.
Et, en vérité, lorsque nous portons nos regards sur l'immensité des mondes qui tournent
sur nos têtes, nous trouvons que tous ces mouvements s'exécutent exactement comme
nous les concevons.

Les chimistes de nos jours admettent la matière divisée en atomes infiniment petits,
dont les révélations de grandeur nous sont connues sous le titre de poids atomiques.
La plupart pensent aussi que ces atomes sont ronds. Ici on peut objecter, que des
sphères ne peuvent pas remplir exactement l'espace et, par conséquent, le système des
atomes ronds ne peut exister. Cette objection cependant est sans valeur, car, si nous
supposons une sphère inscrite dans un cube, nous pourrons aussi concevoir que les
angles pourront être remplis par des sphères plus petites, ainsi que les vides que
formeront ces deuxièmes sphères, seront encore remplis par des sphères plus petites,
et ainsi de suite ; en admettant que ces divisions de la matière soient infinies, on pourra
comprendre que le vide sera infiniment petit.

Pour comprendre de quelle manière ces atomes sont formés par le mouvement, supposons un cylindre creux en fer, dans lequel nous introduirons des morceaux de marbre ;
supposons encore que ce cylindre tourne jour et nuit sur son axe pendant une semaine,
et voyons ce que seront devenus ces fragments ; ils se seront arrondis par le frottement
et auront pris la forme de sphères parfaitement régulières et de différentes grosseurs.
Si nous examinons ensuite la poussière qui aura été formée par le frottement, nous trouverons encore que ces grains de poussière sont de différentes grosseurs, et que, cependant, ils ont pris aussi une forme parfaitement ronde. Prenons par la pensée une de ces
petites sphères, et un de ces grains de poussière, et admettons que leur volume soit
entre eux, comme 1,000 est à 1. Ensuite, concevons encore que nous replacions cette
sphère et ce grain de poussière dans le cylindre de fer avec les autres, et faisons tourner
ce cylindre non pas pendant une semaine, un mois, un an ; mais pendant un temps infini,
pour surprendre le secret de cette divine nature qui nous environne. Que sera devenue
la sphère ? elle sera devenue infiniment petite ; cela se conçoit de suite. Mais ce qui est
important de découvrir par la pensée, c'est ce que sera devenu le rapport de 1 à 1,000 ;
sera-t-il resté le même ? ou bien aura-t-il changé ? Il aura changé, car, comme les dimi-
nutions de volume sont ici proportionnelles aux surfaces en frottement, et que, la plus
petite sphère a une surface proportionnellement plus grande par rapport à son volume
que la grande sphère, il s'ensuit qu'il faudra plus de temps à la grande sphère pour
perdre la moitié de son diamètre, que pour la petite sphère de perdre la moitié du
sien, de sorte que 1 : 1,000 augmentera avec le temps, et puisque le temps de rotation
est infini, il suit de là que le grain de poussière sera devenu un infinitésimal de la
sphère, qui elle-même est infiniment petite ; en sorte que, cette nature matérielle
doit être divisée en parties infiniment petites les unes des autres. Pour fixer les idées

d'une manière correcte, nous exprimerons par M l'idée de matière, et par D l'infinitésimal de cette même matière ; nous trouverons que ces divisions sont rigoureusement exprimées par

$$DM \quad D^2M \quad D^3M \quad D^4M \dots D^{\infty}M$$

De sorte que, un atome DM sera plongé dans son fluide infinitésimal D^2M, de même un atome D^2M sera plongé dans son fluide infinitésimal D^3M, etc.

Pour ceux qui n'ont pas l'habitude de ces notations mathématiques, je dirai simplement que la matière se divise par sa rotation continuelle en atomes infiniment petits, que ces atomes ne sont pas de la même grosseur, et qu'ils vont en diminuant encore, à des subdivisions infiniment plus petites, de telle manière, que l'on peut avoir une idée de ces subdivisions en plusieurs catégories. La matière du premier degré sera la plus grossière, celle du deuxième degré sera tellement plus fine, que un de ses atomes pourra entrer en un nombre infini de fois dans l'atome de la première ; que de même, la matière du troisième degré sera formée d'atomes, qui seront infiniment plus petits que ceux de la matière du second degré, et ainsi de suite à l'infini.

Si nous considérons maintenant la rotation du globe terrestre, nous pourrons comprendre plusieurs choses très-importantes : d'abord dans la nature, la matière tourne de l'ouest à l'est, par une rotation continuelle ; ensuite, ces matières divisées n'ont point la même vitesse ; les plus fines trouveront l'espace plus promptement ; simplement parce que leur division étant plus complète, leur inertie est moindre et qu'elles remplissent mieux l'espace, et de plus, les matières les plus grossières seront pressées au centre.

Faisons comprendre ceci par une comparaison bien simple : supposons que dans une cuve circulaire remplie d'eau, nous laissions tomber des petites boules de plomb et aussi des petites boules de liége ; supposons en outre, que l'eau par un moyen quelconque, soit mise en mouvement de rotation avec une grande rapidité ; les boules de liége seront pressées par l'eau au centre de la cuve, tandis que les boules de plomb en tournant, s'éloigneront du centre, les unes obéissant à ce que les mathématiciens nomment force centripète, et les autres à la force centrifuge. La raison est simplement, que les boules de liége occupent un espace plus grand, par rapport à leur masse, que l'eau qu'elles déplacent, tandis que le contraire existe par rapport aux boules de plomb.

Il est aisé maintenant de concevoir que la matière du premier degré DM, qui laisse tant de place entre ses parties pour que les autres matières puissent la pénétrer, il est aisé, dis-je, de concevoir que cette matière tourne au centre, formant un globe rond qui est la terre que nous habitons et qui est composée d'atomes de différentes grosseurs dont les plus fins sont l'oxygène, et dont les plus grossiers sont des substances semblables au sodium ou au calcium, etc.

Nous admettons aussi que toutes ces matières du deuxième, du troisième degré, etc., qui remplissent mieux l'espace, obéissent à la force centrifuge ; et que, pour cette rotation, le phénomène de la gravitation s'explique naturellement, car, si par exemple : la célèbre pomme de Newton se détachant de l'arbre, comme cette pomme appartient à la matière

D M, elle se trouve pressée par la matière D^2M, et la terre a réellement l'apparence d'attirer la pomme.

La matière du premier degré DM, qui obéit à la force centripète, est la matière chimique que nous connaissons sous le nom général de matière pondérable, et toutes les
autres matières D^2M, D^3M, etc., forment ce que nous nommons fluides éthérés ou matière
impondérable.

Malgré ce symbole algébrique que je propose pour classifier les différentes divisions
de la matière, il ne faudrait pas croire cependant qu'il existe en réalité une limite pré-
cise entre ces différentes divisions ; au contraire, ces limites sont imperceptibles pour
nous, et il n'y a pas de doute qu'entre DM et D^2M, par exemple, il existe des divisions de
la matière qui n'appartiennent précisément ni à l'un, ni à l'autre. Exemple : l'atmosphère
terrestre doit se confondre d'une manière insensible avec la matière éthérée, et, quoique,
pour nous, l'oxygène et le nitrogène de l'air existent d'une manière presque insensible
à une hauteur modérée, il n'en est pas moins certain que la limite en réalité n'existe
pas ; car, sans cela cette belle découverte qui nous montre que les hauteurs sont les loga-
rithmes des densités correspondantes de l'atmosphère, serait fausse.

L'analyse chimique nous fait diviser cette matière DM en différents éléments, mais le
nombre de ces éléments est bien plus considérable en réalité, que celui que nous connaissons. Ainsi, lorsque nous analysons une substance animale, nous y reconnaissons une
certaine proportion d'éléments chimiques connus, mais aussi nous trouvons que des
substances inconnues forment une partie essentielle de ce corps organique.

La partie D^2M de la matière, frappe nos sens et excite nos observations de quatre manières différentes : la première et la moins divisée constitue les phénomènes de la chaleur ; la deuxième plus divisée, les phénomènes de la lumière ; la troisième encore plus
divisée, les phénomènes de l'électricité et enfin une quatrième plus fine encore est à peine
appréciable à nos sens, elle constitue les phénomènes du magnétisme. Nul doute que cette
matière D^2M, avant de se confondre avec la matière D^3M, ne contienne encore des substances plus fines que le magnétisme ; mais leur mouvement devient si fin, si délié par rapport à notre corps et à nos sens, qui appartiennent à la matière DM, que nous ne les
apercevons point ; jusqu'ici du moins, leur existence qui n'est pas douteuse, n'a
encore été marquée par aucun phénomène précis. Tout ce dont nous sommes certains,
c'est que si nous ébranlons d'une manière quelconque, seulement un des quatre fluides
connus : chaleur, lumière, électricité ou magnétisme, les trois autres entreront plus ou
moins en mouvement ; et, bien que les mouvements harmonieux de ces matières subtiles
forment dans leur ensemble la vie de ce monde visible, cependant leur action respective
peut être classifiée. Notre atmosphère, par exemple, qui a un rôle si compliqué dans la
vie animale, peut être considéré seulement dans son mouvement qui constitue le son, de
même que son repos constitue le silence, de même nous pouvons dire que le repos de la
chaleur c'est le froid, celui de la lumière, l'obscurité, et celui de l'électricité et du magnétisme c'est la mort.

Du mouvement de la matière.

Avant de passer à l'analyse des mouvements de ces différentes divisions de la matière, il faut bien se souvenir que quel que soit l'atome que nous considérerons par la suite, il est certainement plongé et entraîné de l'ouest à l'est par une matière beaucoup plus finement divisée. Si par exemple nous voulons nous rendre compte du mouvement d'un atome appartenant à la matière pondérable DM, nous ne devons pas perdre de vue que la matière D^2M enveloppe cet atome de toute part et tend à l'emporter vivement de l'ouest à l'est. De même, si nous considérons le mouvement d'un atome composant la matière D^2M, nous devons comprendre qu'il plonge encore dans la matière D^3M qui tourne plus vite que lui et qui l'entraîne de la même manière avec des vitesses différentes; mais toujours dans la même direction.

Lorsque la matière éthérée entraîne dans son mouvement de l'ouest à l'est, la terre que nous habitons, ce fluide pénètre partout, et ce mouvement ne s'exécute pas en lignes continues. Ce fluide ou matière éthérée, rencontrant en son chemin les atomes de la matière DM ou matière pondérable, il en résulte des mouvements secondaires de la plus grande importance. On peut se convaincre de la réalité de ces mouvements en jetant quelques gouttes d'alcool coloré en rouge dans un verre d'eau, le mélange se fait peu à peu par des mouvements les plus curieux qui proviennent du passage rapide de la matière éthérée à travers l'eau et dans des directions très-remarquables à observer.

Soit A, fig. 1, représentant un atome quelconque, plongé dans son fluide infinitésimal qui lui imprimera une vitesse moindre que celle de ce fluide, je peux supposer qu'observant cet atome A, je sois moi-même du même ordre de division que lui, et par conséquent je suis transporté avec la même vitesse que lui; donc il peut être considéré au repos à l'égard de moi si nous considérons seulement cette vitesse de transport, mais il n'en est pas de même quant au choc que peut recevoir A, par la rencontre d'un atome plus gros que lui ; ce choc nécessairement étant une force instantanée; cet atome A qui est aussi soumis à une pression ou force continue parcourra ainsi une courbe du deuxième degré.

Cette courbe doit être une ellipse pour deux raisons : d'abord, parce que c'est la seule courbe limitée du second degré qui ne soit pas soumise à des conditions exceptionnelles dans sa formation ; ensuite, parce que l'atome A, doit être entouré à des distances symétriques d'autres atomes de même nature que lui et qui appartiennent au même corps.

Cette ellipse dont le grand axe est figuré par la ligne BC, fig. 2, doit successivement changer de place et doit tourner sur son axe BC, soit sur la droite ou sur la gauche, suivant que la résultante du choc qui a mis en mouvement A, a passé à gauche ou à droite de son centre de gravité; de plus, suivant les lois de la dynamique l'axe BC doit décrire un cône dont la pointe sera du côté de la direction du choc et l'ouverture dans le sens opposé, de sorte que, si nous remarquons la nappe ou surface engendrée dans le mouvement du point A, nous aurons la forme d'un cœur dont la section pourra être représentée par la fig. 3, et les petites flèches indiquent clairement le mouvement de la surface de cette nappe.

J'ai reconnu cette formation infinitésimale de mouvement cœride, et il est facile de comprendre que cette cœride est la génératrice d'une série d'autres, de même nature, qui se formeront avec des dimensions égales, eu égard à la régularité des places qu'occupent les atomes d'un même corps.

La succession de ces ébranlements est, à proprement parler, ce que nous nommons un rayon lumineux par rapport à notre vue, ce que nous appelons sons par rapport à l'ouie; c'est aussi un rayon de chaleur dans la théorie du calorique; mais quand il s'agit de l'électricité ces ébranlements prennent le nom de courants, et le mouvement même de la cœride se nomme onde.

La promptitude extrême avec laquelle ces ondulations intérieures se propagent est véritablement en dehors de notre faible conception humaine, mais si, comme tout mathématicien me l'accordera sans peine, cette vélocité de formation a pour composante directe, l'élasticité du fluide dans laquelle les cœrides se forment, on concevra que cette élasticité doit être presque infinie en pensant à la division de la matière telle que je l'ai expliquée plus haut.

Lorsque le choc primitif a mis en mouvement, non-seulement un atome d'un corps fluide quelconque, mais encore soit deux, soit trois, soit quatre atomes, etc.; on concevra que les cœrides dans un même corps, suivant l'intensité du choc, doivent prendre des grandeurs comme les nombres naturels, 1, 2, 3, etc., et conserver après l'ébranlement des dimensions égales.

Et je pourrais dire ici en passant, que si Arago a réussi à mesurer les différentes grandeurs des ondes lumineuses suivant leur couleur, il a mesuré réellement les dimensions des cœrides de la lumière. La lumière rouge, par exemple, est formée de cœrides les plus grosses. Si ces cœrides sont juste la moitié, elles pourront encore donner du rouge en frappant notre rétine, mais du rouge plus clair ou plus éclatant et ainsi de suite de demi en demi. Si au contraire, la cœride de la lumière a une dimension 4/5 de la première, cette impression sur la rétine nous donnera une sensation jaune, et si enfin, la cœride plus fine, se trouve être les 2/3 de la première, nous aurons une sensation bleue, formant avec les couleurs des impressions analogues à la tonique, la tierce et la quinte, dans la théorie des sons; je ne pousserai pas plus loin cette correspondance entre les couleurs et les sons, laissant le lecteur apprécier par lui-même la parfaite similitude qui existe dans les deux phénomènes.

Lorsqu'une cœride engendre en ligne droite une suite d'ébranlements, il se forme un rayon ou courant, suivant le fluide qui a été agité.

S'il s'agit de l'ébranlement de notre atmosphère, il arrivera souvent que ce rayon rencontre sur son passage la surface plane d'un corps solide, alors les cœrides sont renversées et forment un nouveau rayon nommé échos, dont l'angle d'incidence est égal à l'angle de réflexion. Nous remarquons un phénomène semblable dans le rayon de chaleur, et aussi dans le rayon de lumière lorsqu'ils tombent sur une surface polie. L'électricité se comporte différemment, parce que ses cœrides sont tellement fines, qu'elles passent au travers des corps métalliques. L'air que nous respirons et qui est un très-mauvais conducteur de ces ondes, est la cause d'une diffusion qui s'oppose à la formation d'un rayon purement électrique dans l'air, on est obligé de se servir d'un corps métallique quelconque ; le cuivre et l'argent sont les métaux qui par leur texture paraissent permettre le plus facilement la formation de ces cœrides successives, mais alors, il se forme ici un phénomène particulier très-remarquable : ce rayon AB, forme dans son mouvement des cœrides CD, dans le sens inverse, qui sont réellement les échos des premières. Remarquons cependant, que le mouvement du fluide dans ces deux routes de cœrides, doit être très-différent dans les cœrides directes. Le fluide dans son mouvement rapide, se précipite dans la cavité O, tandis que dans le mouvement inverse CD, c'est de ces centres O', que paraît sortir le fluide avec une rapidité toute pareille ; l'un est nommé courant direct ou positif, et l'autre courant inverse ou négatif. La résistance même des corps métalliques dans lesquels ces cœrides se forment est la seule cause qui a fait croire longtemps à l'existence de deux électricités.

Lorsqu'un corps isolé quelconque, est frotté par un autre ; il se forme autour de lui comme un rayonnement de ces cœrides ; si le corps frotté donne des cœrides positives il est évident que le corps frottant, doit donner des cœrides négatives ; et si l'on fait bien attention au double mouvement de rotation dans ces deux sortes de cœrides, on concevra comment elles ont une tendance à se confondre l'une avec l'autre, en se neutralisant dans leurs mouvements inverses. On comprendra aussi pourquoi un corps qui radie positivement, paraît attirer un corps qui radie négativement ; et, quoique l'air que nous respirons soit un mauvais conducteur de ce mouvement ; cependant ces attractions électriques s'exercent encore à des distances très-sensibles. Ces distances d'action d'un corps sur un autre, lorsqu'ils sont électrisés de manières différentes se nomment sphère d'activité, ces distances sont plus grandes si le corps est terminé en pointe parce qu'alors l'air oppose une résistance moindre à la formation des cœrides successives. Si un corps A, est électrisé positivement ou négativement et présenté à un corps B, non électrisé, du moment que B, entrera dans la sphère d'activité de A, il s'électrisera lui-même par influence parce que les cœrides de A, quelles qu'elles soient, formeront des cœrides contraires dans le corps B.

Lorsque, un courant électrique passe par un long fil de cuivre, l'étincelle, formée à l'une des extrémités de ce long passage, sera plus brillante et produira un certain pétillement qui ne s'observe pas, lorsque le conducteur est court. Cela vient de ce que dans un long passage, la cœride qui, au départ, avait une forme allongée sur sa ligne de formation, comme il est représenté dans toutes les figures précédentes, prend succes-

2

sivement des formes plus ouvertes par la résistance du milieu et comme il est représenté dans la figure 5; elles frappent avec plus de violence, le fluide éthéré qui l'entoure, en sorte que la lumière est mise en mouvement d'une manière plus brillante.

Enfin, si l'on a quelque doute sur l'existence de ces cœrides, je dirai qu'elles peuvent être rendues visibles en faisant passer un fort courant électrique par deux pièces de charbon ou de métal quelconque, comme il est représenté dans la fig. 6. Les pointes des corps conducteurs A et B, étant maintenues à une petite distance l'une de l'autre après leur contact pour former la cœride C, on observera un phénomène très-remarquable si on regarde cette cœride avec un verre grossissant, et soigneusement couvert d'une couche noire et transparente, la forme sera parfaitement pareille à celle indiquée par le rayonnement et, de plus, on observera bientôt la justesse du mouvement rotatoire, car, petit à petit, le charbon A, se creusera et la pointe du charbon B, s'allongera dans le centre de la cœride. Si l'intensité du courant est très-grande et permet d'éloigner davantage les deux corps conducteurs A et B, cette cœride ordinairement nommée lumière électrique, prendra la forme d'un axe comme il est représenté dans la fig. 7; cette forme courbée, n'a rien de surprenant lorsque l'on pense que le fluide électrique fait partie de la matière éthérée D²M qui gravite à l'inverse de la matière pondérable DM.

Lorsque deux fils métalliques A et B, sont à proximité l'un de l'autre parallèlement sans se toucher, si un courant électrique passe par le fil A, sa sphère d'activité engendrera dans le fil conducteur B, un courant contraire. Cette manière de former un courant se nomme courant d'induction; la fig. 5 démontre les cœrides formées à l'inverse de leur sens naturel. Si le courant d'induction traverse nos nerfs, la sensation en sera pénible, elle peut même produire dans le système nerveux, une perturbation telle que la mort peut s'ensuivre; parce que les cœrides d'induction ont une tendance à désagréer les nerfs qui sont les véritables conducteurs de l'électricité dans les corps animés.

Lorsqu'un courant passe au travers du système nerveux, le système musculaire qui lui est parallèle, est pénétré d'un courant d'induction, et les formes perpendiculaires de ces ondes ou cœrides, forcent le muscle à se raccourcir et sont, par cela même, la cause mécanique d'un corps animé.

Avant de pénétrer plus profondément dans l'action d'un courant électrique sur les nerfs, traitons des deux différentes manières d'exciter des ondes électriques. On peut d'abord exciter ces ondes par le frottement, dans ce cas la texture de l'un des corps, formera à la surface des cœrides positives, tandis que l'autre formera des cœrides négatives. Cette formation se fera à la surface seulement et la présence de l'air atmosphérique s'opposera à ce que la sphère d'activité s'étende à une grande distance; néanmoins, cet ébranlement du fluide naturel, qui pénètre tous les corps, ira toujours en augmentant. Tout le monde connaît la machine ordinaire qui consiste à frotter une roue de verre avec des coussins de peau. Dans ce cas, la roue se charge de cœrides positives, tandis que les coussins se chargent de cœrides négatives. Dans les nouvelles machines faites maintenant, au lieu d'employer des coussins de peau, on fait tourner parallèlement de la surface de la roue de verre, des corps électrisés négativement, mais qui ne touchent pas la roue; néanmoins, ces radiations négatives, bien qu'invisibles en frottant la surface de la roue y engendrent des variations positives beaucoup plus vives. Toutes ces méthodes de frottement accumulant les ondes ou cœrides sur une surface limitée, leur donnent une action très-irritante sur les nerfs, parce que quand nous pénétrons dans la sphère d'activité d'un corps électrisé par frottement, les ondes s'en échappent avec une telle confusion et une telle rapidité qu'en traversant l'air, les cœrides prennent toutes la forme des ondes de la fig. 5 et donnent exactement les mêmes effets des ondes d'inductions.

Je ne parlerai pas ici de la bouteille de Leyde et de toutes les autres expériences que l'on peut faire avec l'électricité produite par le frottement, je n'indique que les principes d'action et toute personne qui a vu les expériences physiques sur cette matière en donnera facilement l'explication.

Passons maintenant à la formation des courants chimiques. La terre en tournant sur elle-même de l'ouest à l'est, est environnée et pénétrée d'un fluide éthéré, qui tourne dans le même sens avec une plus grande rapidité : Des courants ou ondes de cette matière D^2M doivent donc envelopper la surface de la terre et les cœrides se former dans le sens contraire de l'est à l'ouest; de plus, ce mouvement de rotation pénètre la terre jusqu'au centre de manière que notre globe radie avec des ondes positives du centre à la circonférence et au delà. Ces deux variations se croisent sans se détruire, comme nous pouvons l'expérimenter lorsqu'il s'agit des ondes sonores. Ces croisements des cœrides, forment des textures qui nous font comprendre la solidité des corps, lorsque ces deux ordres de cœrides embrassent plusieurs atomes de la matière. Elles nous font comprendre aussi l'existence des corps liquides ou aériformes tant que les cœrides ne comprennent que des atomes séparés de la matière DM. Si notre terre tournait plus vite, ce rayonnement pourrait devenir si intense, qu'elle brillerait comme un soleil.

Supposons donc maintenant deux corps de texture différente, et plongés dans un même liquide, on obtiendra ce que nous nommons un couple voltaïque.

Soit, en effet, les deux corps zinc et cuivre, la texture du zinc étant beaucoup plus grossière que celle du cuivre, la matière D^2M le pénétrera plus facilement que le cuivre, la vitesse du passage du fluide étant plus grande dans le zinc que dans le cuivre, il doit se former dans le liquide qui les sépare un ébranlement ou un courant de cœride du zinc au cuivre. Le zinc dans le liquide sera le générateur des cœrides, et conséquemment donnera le courant positif, tandis que le cuivre, par sa résistance plus grande, renverra au zinc des courants négatifs, de sorte que, en dehors du liquide, le cuivre sera électro positif et le zinc électro négatif; et si, par un fil métallique, nous touchons ces deux corps, ce fil sera parcouru de C à Z par un courant positif et de Z à C par un courant négatif. Il est à remarquer que lorsque le courant électrique se forme dans le liquide du zinc au cuivre, les cœrides positives transportent des atomes de zinc sur le cuivre et réciproquement les cœrides négatives transportent des atomes de cuivre sur le zinc; de sorte que si le liquide contient beaucoup d'oxygène, qui est la matière pondérable la plus fine et qui, par cela même, est renommée électro-négative, il arrive que sa combinaison avec le zinc devient très-grande, en sorte que les cœrides étant plus actives le zinc se détruit promptement, ce qui augmente, en apparence, l'intensité du courant proportionnellement à la quantité de zinc consommé. Cependant il est à remarquer que si le liquide dans cette opération dégage du gaz hydrogène nitreux, l'électricité diminue d'intensité et de quantité; il ne faut donc pas trop aciduler le liquide. Dans les appareils voltaïques au charbon ou au platine (deux substances sur lesquelles l'oxygène n'a presque pas de prise) on se sert de pots poreux dans lesquels on introduit soit le carbone, soit le platine en contact avec un liquide fortement oxygéné, et en dehors des pots poreux on place le zinc dans un liquide beaucoup moins oxygéné. Cet arrangement donne des appareils naturellement beaucoup plus vigoureux.

La surface des corps émergés semble être proportionnelle à la dimension des cœrides. On a donné à cet effet le nom de quantité d'électricité. Si on multiplie les couples en les communiquant les unes avec les autres du cuivre au zinc, la promptitude de la formation des cœrides de N à M, fig. 8, s'augmente proportionnellement avec le nombre des couples. Cet effet a reçu le nom d'intensité électrique, de sorte que, dans un appareil voltaïque, la quantité est en raison de la grandeur des couples, et l'intensité est en raison de leur nombre. Quelle que soit la grandeur des couples, un homme de sensibilité nerveuse ordinaire peut recevoir dans ses nerfs le passage d'un courant formé de 300 à 400 couples; mais au delà, le choc que les nerfs éprouvent provient de ce que plus les couples sont nombreux, plus les cœrides ont la tendance de se rapprocher de la forme indiquée dans la figure 5, forme qui constitue l'effet particulier des courants d'induction, et l'on doit comprendre que la seule différence qui existe entre ce que nous nommons électricité statique, et électricité dynamique, consiste simplement dans la forme des cœrides qui sont plus ou moins relevées sur leur axe de formation.

Pour qu'un appareil voltaïque prenne une grande intensité, il ne faut pas trop éloigner le corps positif du corps négatif dans le liquide générateur, parce que les ondes les plus larges ne passsent pas facilement à travers un liquide, quelque oxygéné qu'il soit; de même, lorsqu'un fort courant voltaïque est interrompu par un conducteur liquide d'une longueur assez grande, alors il ne passe réellement que des ondes ou cœrides d'une dimension beaucoup plus fine et qui seraient peu propres à former la lumière électrique, parce que par leur finesse elles ne sont plus capables d'ébranler la lumière dont les ondes sont beaucoup plus larges. Ces ondes, pour ainsi dire raffinées de l'électricité, constituent les phénomènes du fluide magnétique. Les ondes magnétiques sont tellement plus petites que celles du fluide électrique, qu'elles passent facilement à travers un corps isolant; c'est-à-dire, au travers un corps qui, par sa texture, arrête les ondes électriques, tels sont : le verre, la résine, etc.

Lorsque le fluide éthéré qui se compose de toute la matière D²M tourne rapidement autour de la terre en la pénétrant jusqu'à son centre, nous observons, comme nous l'avons déjà fait remarquer, deux courants électriques : l'un qui entoure le globe dans le sens de l'équateur, l'autre qui varie du centre à la circonférence. Les corps du système minéral, en général, sont formés par ce premier courant qui entoure le globe. Les corps du système végétal, en outre de ce premier courant, par leurs racines, jouissent encore de cette radiation éthérée qui marche du centre à la circonférence, et leur permet de croître aussi en hauteur. Enfin, les corps du système animal qui se distingue par l'estomac, c'est-à-dire par un organe qui produit des radiations, jouissent de la faculté de changer de place tout en profitant des deux autres courants de la terre. Ces trois systèmes de créations matérielles sont confondus sans laisser de limites bien précises entre eux. Cependant, ces trois mouvements de l'électricité et du magnétisme donnent une idée suffisante de leur classification.

La production des courants magnétiques formés par l'estomac est véritablement surprenante, cependant il est probable que la nature du nerf produit aussi ces courants. Des expériences récentes paraissent prouver ce fait.

Si l'on comprend bien maintenant que ces courants du fluide éthéré, dans deux directions différentes, constituent la solidité ou la liquidité des corps, il ne sera pas difficile de comprendre la puissance d'un courant électrique au travers d'un liquide pour le décomposer, car les deux anodes positifs et négatifs, étant à une distance assez grande, les ondes relativement grossières de l'électricité sont interceptées par le liquide qui ne laisse passer que les ondes plus déliées du magnétisme.

Les ondes positives embrassent, par leurs formes décrites plus haut, les atomes les plus grossiers, c'est-à-dire ceux que nous nommons électro-positifs, et les transporteront sur le pôle négatif, tandis que les ondes ou cœrides négatives transporteront les parties les plus fines, c'est-à-dire les corps électro-négatifs du côté du pôle positif, et cette décomposition n'a lieu que parce que les ondes magnétiques, étant plus fines que les ondes éthérées qui constituent la composition du liquide, en passant au travers, détruisent les cœrides de l'éther qui formaient la constitution de ce même liquide.

Nous pouvons maintenant apercevoir, et définir correctement, ce qui constitue une composition chimique, et sa différence essentielle avec le simple mélange; en effet, dans le mélange des atomes de diverses grosseurs ou autrement dit des atomes appartenant à des corps premiers différents, sont inclus séparément dans des cœrides différentes de l'éther, tandis que dans la composition chimique, les atomes différents sont groupés dans les mêmes cœrides.

Dans un corps binaire et liquide, on ne peut pas dépasser le nombre de cinq atomes combinés avec un, d'une autre espèce, et le cas est même rare ; prenons pour exemple la combinaison de l'oxygène et du nitrogène : on peut former

$$NO^1 \quad NO^2 \quad NO^3 \quad NO^4 \quad NO^5$$

mais pas au delà. Le dernier de ces liquides étant l'acide nitrique et le premier un gaz, tandis que N+O, qui est l'air que nous respirons, est le seul arrangement que notre système vital puisse absorber. Lorsque les deux atomes NO^1 sont combinés, c'est-à-dire sont renfermés dans la même cœride de l'éther, le plus gros, qui appartient à la matière non divisée, ayant une masse plus grande, obéira à la force centrifuge, tandis que l'autre plus petit, obéira à la force centripète. L'un tournera rapidement sur la nappe de la cœride, l'autre tournera rapidement au centre de cette même cœride. C'est-à-dire que le nitrogène tournera à la surface, tandis que l'oxygène tournera au centre. Si par un moyen quelconque un second atome d'oxygène est introduit dans la cœride, pour former NO^2 il n'y aura pas d'impossibilité, parce que ces deux atomes d'oxygène étant de même grosseur, formeront deux sphères égales se touchant par un point dont le centre de gravité en contact correspondra au centre de figure et que, par conséquent, il n'y a pas de raison pour que l'un de ces atomes s'échappe par la rotation. Le NO^3 se conçoit de même, trois sphères en contact ont un centre de figure correspondant au centre de gravité, NO^4 de même, enfin NO^5 jouit encore de la même propriété ; mais maintenant si nous cherchons à former NO^6, il y aura impossibilité ; car ces six atomes d'oxygène, ainsi placés de manière à former le plus petit espace possible, formeront un corps irrégulier dont le centre de gravité ne sera pas le même que le centre de figure, et conséquemment la cœride dans sa rotation rapide, rejettera un de ces atomes en dehors.

Je ne dirai rien de plus sur cette manière de comprendre les compositions chimiques, la formation des corps trinaires et au-dessus peut être l'objet de recherches qui m'ont déjà occupé longtemps et avec utilité ; ce qu'il importe de faire sentir ici, c'est que dans tout liquide conducteur traversé par des courants magnétiques, il y aura pénétration complète, et par suite, décomposition ; à moins que la constitution même de ce liquide soit formée par des cœrides du magnétisme, comme il arrive dans la nature organique et animale.

Pour l'intelligence de ce qui va suivre, je dirai encore qu'entre l'électricité et le magnétisme, il y a une différence analogue à celle que nous distinguons, par exemple, entre l'oxygène et l'ozone. Ces deux gaz, en effet, ont les mêmes propriétés ; seulement l'ozone est plus énergique ; c'est en un mot, la partie la plus fine de l'oxygène. En effet, l'oxygène s'obtient en soumettant un oxyde aux cœrides de la chaleur ; l'ozone se produit en soumettant un liquide fortement oxygéné au passage des cœrides du magnétisme, le résultat du travail de la chaleur est moins fin, moins subtil.

Je ne parlerai pas non plus de l'explication que l'on peut donner de la formation de l'ozone par le phosphore, parce que tout chimiste qui se sera pénétré du mécanisme vrai que j'indique des mouvements de la matière, en trouvera l'explication facilement, ainsi que celle de plusieurs autres phénomènes, mais cela nous éloignerait trop de notre sujet.

Dans le corps vivant d'un animal, le fluide magnétique généré par la digestion et par

la nature admirable des nerfs, ne laisse passer que des cœrides d'une finesse extrême ;
la solidité et la construction du corps humain sont liées atome par atome par ces mêmes
cœrides ; par conséquent, si un courant électrique, passe par le corps humain (qu'il
soit formé par des cœrides d'induction, ou par des cœrides naturelles), leur dimension relativement grossière, ne sera pas capable de rien déranger à la nature vivante
du corps. A moins que ce courant ne soit assez énergique pour disperser par une sorte
d'explosion les parties du corps et produire la mort, à l'imitation de la foudre ou
aussi d'un morceau de chair dont les parties seront fortement désagrégées par les
ondulations de la chaleur, que nous nommons vulgairement cuisson. L'action d'un courant doux et naturel à travers le corps vivant, ne peut produire que le bon effet de le
délivrer des corps étrangers qui, dans les tissus, sont des causes d'inflammation.

Je considère le corps humain comme le chef-d'œuvre de la nature ; il contient en lui,
divinement combinés, non-seulement tous les atomes connus, mais encore tous ceux que
notre ignorance chimique ne nous a pas encore permis de classer. Dans les désordres
des seize tissus du corps humain, il se trouve des substances qui sont en quantité ou
trop grande ou trop petite ; les bains électriques peuvent y remédier directement en
rétablissant l'équilibre. Le sang, par exemple, dans les maladies de poitrine, perd de
sa coloration dont la base est le fer ; il suffit donc de faire pénétrer cette substance dans
l'intérieur pour que les cœrides magnétiques s'en emparent et rétablissent la constitution
à son état normal.

Dans les maladies mercurielles, le métal est en excès dans le corps, il est évident
qu'il ne peut point y séjourner comme composition chimique liée par les cœrides du
magnétisme ; il y est simplement tenu en suspension par les cœrides naturelles et
grossières de la chaleur du corps ; dans ce cas, le courant d'une batterie l'éliminera
avec certitude. Il ne faut pas néanmoins penser, avec certains ignorants qui ont faus-
sement exposé la théorie de mes bains, sans mon consentement, que les quantités de
mercure décelées par cette opération soit bien considérable ; elle est au contraire à
peine visible, mais on doit bien penser aussi qu'une très-petite quantité de substances,
en certains cas, peut produire de grands désordres.

Avant d'expliquer plus en détail la théorie des bains, je pense qu'il est important de
donner premièrement l'explication véritable des aimants qui nous conduira à repousser
dans presque tous les cas l'action des courants d'induction comme moyen thérapeu-
tique. Secondement, l'explication du somnambulisme.

Lorsqu'une pièce de fer est entourée plusieurs fois par un courant électrique (le fluide
mis en mouvement par induction dans le fer et formant les cœrides, positives d'un côté et
négatives de l'autre), les cœrides tournent de manière à suivre le mouvement circulaire
du courant électrique ; mais, comme nous le savons, ce courant électrique est double,
positif dans un sens et négatif dans l'autre.

Il s'ensuit que les cœrides contraires du fluide d'induction forment une série de cœrides dont les courants rotatoires sont semblables à ceux de l'électricité, mais dont la sphère d'activité est beaucoup plus étendue; les corps qui, par leur texture, permettent au fluide magnétique de tourner ainsi en suivant l'action de l'électricité qui suit le même mouvement, se nomment corps magnétiques, et le fer jouit de cette propriété bien supérieurement à tous les autres. Par des expériences précises, ayant mesuré la forme de la sphère d'activité d'une pièce de fer en ligne droite et soumise à un courant électrique circulaire, j'ai obtenu la forme fig. 9.

Les lignes ponctuées indiquent les intensités d'actions égales et contraires, l'une à droite, l'autre à gauche. La ligne M, qui partage la pièce de fer en deux parties égales a une action entièrement neutre; les cœrides positives y détruisent totalement l'action des cœrides négatives. Lorsque le courant électrique enveloppe le fer en formant une hélice allant de droite à gauche, comme une vis d'un usage ordinaire, les cœrides d'induction tournent dans le même sens du côté de S, et dans le sens opposé du côté de N. Cette disposition, rigoureusement vraie, explique je pense assez clairement toutes les propriétés connues des aimants.

Lorsque la pièce de fer est combinée avec le carbone pour former l'acier, ce mouvement rapide et circulaire du fluide magnétique se prolonge très-longtemps après que le fluide électrique a cessé d'agir. Ces vibrations se prolongent par la même raison que les vibrations d'un corps sonore qui existent encore longtemps après le choc qui en a été la cause.

Réciproquement si un aimant d'acier ou tout autre, est entouré d'un fil métallique isolé, les deux extrémités de ce fil reproduisent le courant électrique; mais, dans ce cas, les ondes obtenues seront des ondes d'induction dont j'ai expliqué l'inconvénient lorsqu'elles traversent le système nerveux.

Lorsqu'une personne en parfait état de santé passe ses mains plusieurs fois sans le toucher devant le corps d'une personne plus faible, les cœrides positives de l'une finissent par détruire les cœrides positives de l'autre, en sorte que après un court espace de temps, la personne éprouve comme un sommeil léthargique qui n'est autre chose que le résultat de ses radiations renversées; cet état est fort dangereux et la provocation devrait en être entièrement défendue. Le somnambulisme n'est donc autre chose que le renversement des radiations de l'individu, comme de nombreuses expériences me l'ont démontré.

Lorsque l'élément le plus fin qui est l'oxygène entoure de toute part un corps dont les atomes sont liés par les courants naturels du globe, il suffit souvent d'un simple choc pour que la constitution de ce corps soit changée. Ce changement s'il est lent se nomme oxydation, s'il est plus prompt la combustion commence, et enfin la flamme, qui du centre de décomposition, est formée par le croisement multiplié des cœrides dans tous les sens. Lorsque de ce centre la distance est assez grande pour que les cœrides puissent se développer librement sans se confondre, la limite de la flamme se dessine.

Enfin lorsque par suite du peu de solidité chimique d'un corps, l'oxygène le transforme subitement en un autre d'un espace plus grand, il y a explosion.

Losqu'une personne est affligée d'une inflammation quelconque, sa radiation diminue d'intensité. Dans un cas de fièvre, lorsque la chaleur radie avec force, la radiation magnétique est presque nulle.

Un ulcère n'est qu'une partie du corps qui radie à l'inverse et permet par conséquent à l'oxygène de se combiner avec elle, c'est une véritable combustion. Cette radiation de l'air dans le corps humain se distingue par deux sortes de matières différentes : l'une formée par l'oxygène, l'autre par le nitrogène.

Ces deux sortes de combinaisons chimiques ont la forme de deux tissus nouveaux qui se substituent graduellement aux tissus naturels ; ces deux tissus rongeurs sont parfaitement distincts ; dans les cancers, la disposition simple et énergique de mes bains, évidemment rétablit la radiation naturelle et conséquemment est d'un grand secours dans ces cas dangereux.

Le malade, fig. 10, tient en A un étrier en fer recouvert d'un linge mouillé. Cet étrier est en communication avec le pôle positif d'une batterie de 14 à 16 éléments, dont les zincs ont 23 centimètres carrés d'étendue. Le pôle négatif du même appareil voltaïque est en communication avec la baignoire.

Si l'on veut faire absorber au malade des substances médicinales, on doit, en outre de cette substance, mêler à l'eau du bain de la soude et de la potasse, parce que ces deux substances étant très-électro-positives, servent comme des *repoussoirs* énergiques pour l'introduction des médicaments dans le corps humain.

Si, au contraire, on a en vue l'extraction d'une substance, il faut rendre le liquide le plus électro-négatif possible, ce qui est facile en n'employant pour mélange dans l'eau du bain que de l'acide nitrique en assez grande quantité pour rendre l'eau du bain très-légèrement acidulée.

Le docteur Vivien s'est chargé de la direction pratique de mes bains. Sa grande expérience ne permet pas de laisser de doute sur leur parfaite application, dont l'efficacité m'est prouvée par de longues années de pratique; le premier bain de cette nature ayant été pris par moi en juin 1849. J'invite fortement les médecins de Paris à essayer d'autres substances que celles que j'ai employées jusqu'ici, tout en se pénétrant bien du principe d'action. Sur ce sujet, le chimiste de l'établissement, conjointement avec le docteur Vivien, peuvent être d'un grand secours. Si des objections scientifiques sont faites à la théorie que j'ai exposée, je prie les personnes versées dans la matière de les adresser à l'établissement, et je m'empresserai d'y répondre en rendant publiques les objections et les réponses.

Passons maintenant aux causes qui doivent engager les médecins à employer ces bains dans leur pratique. La première pour eux est d'être persuadés de la vérité des effets indi-

— 18 —

qués dans ce mémoire. Pour arriver à ce résultat, qu'il me soit permis de terminer par quelques observations.

Lorsque l'on place sur et sous la langue deux disques de métaux différents, zinc et cuivre par exemple, à travers les liquides de la langue, le zinc envoie des cœrides positives au cuivre, et le cuivre des cœrides négatives au zinc, et pour que le passage à travers la langue puisse s'effectuer, on met en contact les deux disques; le goût des métaux alors est très-sensible; qui donc peut douter de leur pénétration dans les tissus?

De même, si, lorsque le malade prend un de mes bains, on place un instant l'étrier en fer sous le menton, proche des glandes salivaires, alors non-seulement le malade sentira par le goût que l'étrier est en fer, mais encore, après quelques instants, il pourra deviner la substance introduite dans l'eau du bain. Celles qu'il reconnaîtra le plus facilement seront l'iode, la quinine, le cuivre, etc., dont les saveurs sont très-marquées. Quant au cuivre, je ne l'emploie jamais comme substance médicinale; je le cite seulement comme une expérience à faire pour convaincre les plus incrédules. En effet, placez une de ces personnes dans un de mes bains d'eau préparée, seulement avec du sel, comme pour reconnaître la puissance électro-positive du sodium, et, pendant que le courant est en action, que l'on verse sur quelque partie du corps que l'on voudra une solution de sulfate de cuivre. Le goût de ce métal deviendra tellement insupportable que le baigneur sortira du bain immédiatement. D'ailleurs, lorsqu'un médecin ordonne une substance médicinale, quelle est la preuve pour lui de l'efficacité de son remède? Est-ce en analysant les tissus du malade après l'absorption? Non, c'est simplement en examinant avec soin l'effet produit. Je ne demande pas autre chose, parce que je sais que les quantités absorbées par le corps sont très-minimes; mais je sais aussi que, toutes minimes qu'elles soient, elles produisent l'effet désiré, sans jamais affecter les parties digestives, ce qui est un point capital.

Ces objections seraient-elles de nature à intimider relativement au danger d'un bain électrique mal administré? Je répondrai à cela que pendant ma longue pratique à New-York, il n'est arrivé qu'une seule fois que, pendant une courte absence, un élève avait mal disposé les pôles de la batterie, le positif communiquant à la baignoire et le négatif à l'étrier. Il y avait à peine une minute que le malade était au bain lorsque je rentrai. Il me dit alors qu'il sentait à la bouche un fort goût de cuivre. Je courus immédiatement et sans lui répondre changer les attaches des fils conducteurs à la batterie même. Un bain électro-chimique est toujours bon, lorsque les pôles sont bien placés, pour deux raisons : c'est que, à supposer qu'on se soit trompé en employant une substance dont le corps n'a pas besoin, il est certain qu'elle ne produira aucun effet, parce que l'organisation magnétique même du corps n'en permettra pas la combinaison. Je dis en outre que ce bain, même mal administré, fera du bien au malade quel qu'il soit. En effet; j'ai remarqué que dans toutes les diathèses la radiation naturelle d'un malade diminue, que dans ce cas, si on est privé de tout secours, on doit faire diète, se tenir au repos dans un lieu dont l'air soit pur; de plus, ce lieu doit être privé de lumière trop vive. Sans parler de l'utilité de la diète et du repos, que tout praticien connaît, je parlerai de l'air pur composé par la providence des deux gaz les plus électro-négatifs connus et qui, par conséquent, excitent favorablement les radiations positives du malade. Mes bains sont éminemment effectifs dans ce cas, car ils entourent tous les corps d'un liquide fortement électro-négatif. L'obscurité est bonne encore parce que les cœrides de la lumière du soleil sont électropositifs, qu'elles entraînent avec elles les ondulations de toute la matière éthérée. C'est pour cela que j'ai le soin de placer mes bains dans des chambres dont l'air est très-pur et je cherche toujours à y éviter une grande lumière.

Je peux en outre présenter des exemples frappants de l'effet produit, après un long usage, tels que des personnes de santé très-débile et qui, parvenues à l'âge de 70 ans, sont entièrement régénérées et jouissent complètement de toutes leurs facultés.

L'effet direct est sans conteste d'établir dans les seize tissus du corps une harmonie bienfaisante que l'on apprécie bientôt par l'appétit, le sommeil et l'accroissement des forces. Ils ont encore l'avantage de retarder la décoloration des cheveux, d'augmenter la circulation du sang et d'embellir le corps par leur salutaire effet sur le système cutané.

Dans tous les cas d'infection récente, quand un virus a été déposé dans les tissus par une cause quelconque, il n'y a aucun danger de maladie pour l'individu si on peut lui administrer un bain chloré dans les douze premières heures de l'infection. Nous avons fait des milliers d'épreuves très-concluantes à propos de la syphilis, et nous sommes convaincus que le résultat serait le même quand il s'agira du virus de la rage ou de tout autre; quoique nous n'ayons pas encore eu l'occasion de l'expérimenter.

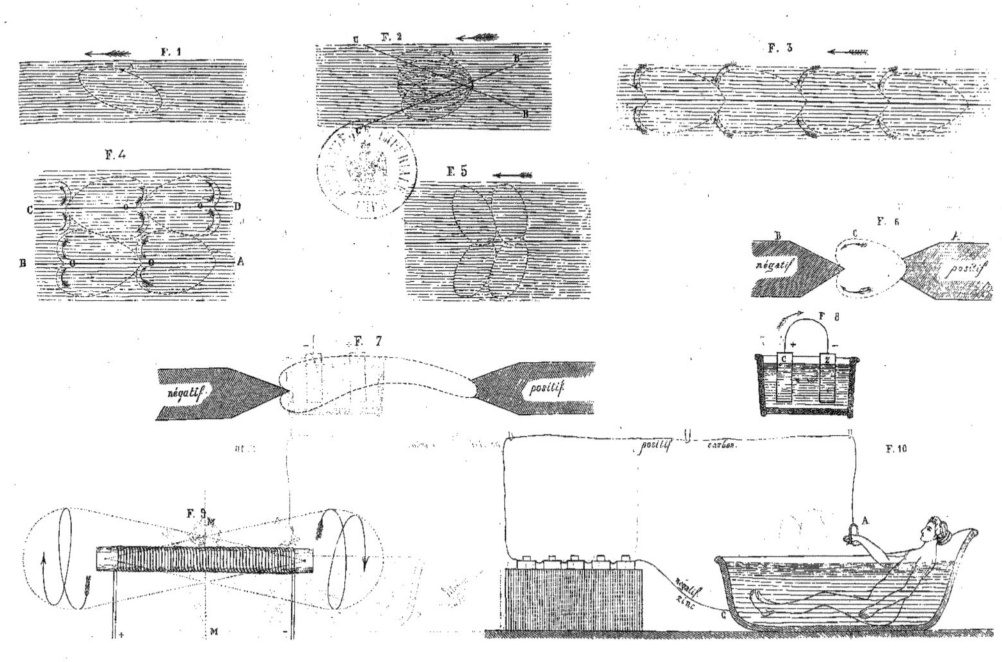

F. 1
F. 2
F. 3
F. 4
F. 5
F. 6
F. 7
F. 8
F. 9
F. 10
C
D
B
A
négatif
positif
négatif
positif
positif
carbon
négatif
zinc
A
C
M
M
+
-

www.ingramcontent.com/pod-product-compliance
Lightning Source LLC
LaVergne TN
LVHW011011180726
843502LV00007B/2477